QUELQUES RÉFLEXIONS

SUR LES

LARGES ABLATIONS DES CANCERS

DE LA BOUCHE,

de l'Isthme du Gosier et du Pharynx

PAR

LE DOCTEUR POLAILLON

Chirurgien de la Pitié, Professeur agrégé libre, Membre de l'Académie de médecine

PARIS

IMPRIMERIE ED. ROUSSET ET Cie

7, rue Rochechouart, 7

1886

QUELQUES RÉFLEXIONS

SUR LES

LARGES ABLATIONS DES CANCERS

DE LA BOUCHE,

de l'Isthme du Gosier et du Pharynx

QUELQUES RÉFLEXIONS

SUR LES

LARGES ABLATIONS DES CANCERS

DE LA BOUCHE,

de l'Isthme du Gosier et du Pharynx

PAR

LE DOCTEUR POLAILLON

Chirurgien de la Pitié, Professeur agrégé libre, Membre de l'Académie de médecine

———————

PARIS

IMPRIMERIE ED. ROUSSET ET Cᵢₑ

7, rue Rochechouart, 7

1886

QUELQUES RÉFLEXIONS

SUR LES

LARGES ABLATIONS DES CANCERS DE LA BOUCHE,

DE L'ISTHME DU GOSIER ET DU PHARYNX

(Communication à la Société de Chirurgie, le 7 juillet)

La communication de M. Verneuil à la Société de chirurgie (séance du 16 juin) soulève deux points importants dans la technique des grandes opérations sur la bouche et l'arrière-bouche, à savoir la *trachéotomie préventive* et la *non-réunion de la plaie faciale*. Notre honorable collègue n'admet pas la trachéotomie préventive comme moyen de prévenir la pneumonie septique à la suite de ces opérations ; mais, à sa place, il préconise la non-réunion de la plaie faciale pour permettre les lavages, les pansements, en un mot l'asepsie facile du foyer opératoire. Qu'il me soit permis de donner mon opinion sur ces deux procédés et de faire connaître les faits qu'il m'a été donné d'observer.

Depuis 1878 que je pratique à l'hôpital de la Pitié, j'ai eu à soigner 37 malades atteints de cancers étendus de la bouche. Par là je n'entends que des cancers envahissant à la fois la langue et le plancher buccal, ou des cancers se propageant aux maxillaires, ou encore des cancers de l'amygdale s'étendant au voile du palais et au pharynx. Je néglige tous les petits cancroïdes des lèvres ou de la langue et toutes les tumeurs du pharynx et des fosses nasales qui n'ont pas nécessité une opération grave.

Sur ces 37 malades, 18 ont été jugés inopérables ou ont refusé l'opération, et sont sortis de l'hôpital après un séjour plus ou moins prolongé. Je n'en ai suivi que quatre : un est mort brusquement, un autre a succombé à des hémorrhagies

buccales, deux autres sont morts de cachexie, *sans l'interven-
tion d'une pneumonie ultime.*

Aux 19 malades qui ont subi une opération, j'ajoute 1 opéré
de résection du maxillaire inférieur pour une constriction
des mâchoires et pour une restauration de la joue tombée en
gangrène à la suite d'une fièvre typhoïde. Ces 20 opérés
ont donné les résultats suivants :

12 guérisons ou succès opératoires incontestables, car la
récidive plus ou moins précoce est malheureusement la règle
dans les cancers étendus de la bouche (obs. I, II, IV, VII,
XI, XII, XIV, XV, XVII, XVIII, XIX et XX).

8 décès, dont les causes sont :

1 décès par syncope à la fin de l'opération (obs. III).

1 — par hémorrhagie foudroyante précoce (obs. VIII).

2 — par hémorrhagie secondaire (obs. V, VI)

2 décès par septicémie buccale et infection purulente (observations X et XVI).

2 — par *pneumonie* (obs IX et XIII).

I. Il est évident que la pneumonie, qui a causé le quart des
décès dans ma statistique intégrale, est un accident qu'il faut
prendre en sérieuse considération, afin de chercher à l'éviter. Mais la trachéotomie préventive permet-elle d'atteindre
ce but ? L'examen de mes observations me porte à en
douter.

Le nommé B... Alfred (obs. XIII), qui avait subi une résection de la portion médiane du maxillaire inférieur et une ablation des trois quarts antérieurs de la langue et du plancher de
la bouche, était nourri par une sonde introduite dans le nez.
Malgré les gargarismes, les irrigations intra-buccales et les
pulvérisations antiseptiques très fréquentes, je ne parvins pas
à combattre complètement la fétidité extrême de sa plaie
(à cette époque je n'employais pas encore les tampons de
gaze iodoformés). Le cinquième jour, le patient se plaint d'un
peu d'oppression. On entend des ronchus dans la poitrine. Pas
de frisson. Les jours suivants, la plaie prend un meilleur
aspect après l'élimination d'un lambeau de tissu cellulaire
sphacélé. Mais la température s'élève. Il se forme un empâ-

tement phlegmoneux au cou. Souffles et râles crépitants dans le poumon droit. A l'autopsie, on trouve une pneumonie suppurée à droite et une congestion pulmonaire à gauche. Dans les bronches, aucune parcelle alimentaire. Je rappelle que l'opéré avait été nourri par une sonde. La septicémie buccale et la fétidité de l'haleine ont probablement été la cause de la pneumonie, parce que mon antisepsie a été insuffisante. Mais je me demande si l'air inspiré par une canule trachéale, placée au voisinage de la plaie sus-hyoïdienne, aurait été assez pur pour éviter la pneumonie septique. (Voy. fig. 4 le tracé de la température et du pouls dans le cours de cette pneumonie, obs. XIII).

Tout dépend, à mon avis, de l'asepsie de la plaie buccale. Si celle-ci est sensiblement aseptique, la trachéotomie préventive est inutile. Si on ne parvient pas à la rendre aseptique, si un phlegmon septicémique se propage aux organes du cou, la trachéotomie ne donne qu'une sécurité illusoire contre le développement d'une pneumonie. Et j'ajoute qu'elle apporte un danger de plus à celui de l'opération.

Dans mon second cas de mort par pneumonie (obs. IX), l'amygdale droite, la moitié correspondante du voile du palais, une partie du pharynx et de la base de la langue avaient été enlevées. Le maxillaire inférieur avait été sectionné pour faciliter l'opération. Comme l'opéré n'avait pas été alimenté avec une sonde, nous avons cherché avec soin s'il n'y avait pas des parcelles alimentaires ou d'autres corps étrangers dans les bronches; nous n'en avons pas trouvé. Cet homme, qui était âgé et emphysémateux, et qui avait l'habitude de porter des vêtements de laine fort épais, a eu la poitrine découverte pendant l'opération. Il a subi un refroidissement et a contracté, ce qui n'étonnera personne, une broncho-pneumonie. Celle-ci s'est manifestée dès le lendemain. Je ne crois pas que je l'eusse évitée en pratiquant la trachéotomie préventive. Au contraire, je l'aurais provoquée peut-être plus sûrement.

Enfin, il ne faut pas compter, comme des pneumonies post-opératoires, les cas dans lesquels les malades meurent d'infection purulente avec des abcès métastatiques dans les poumons. L'un de mes deux malades (obs. X) qui succombèrent à l'infection purulente, présentait, dans les deux poumons, plusieurs abcès métastatiques, qui n'existaient dans aucun autre organe. Dira-t-on que cet opéré n'aurait pas eu d'abcès métastatiques, si je l'avais fait respirer par une canule trachéale ?

L'utilité de la trachéotomie préventive, en tant que moyen d'empêcher le développement d'une pneumonie septique après les grandes opérations sur la bouche et le pharynx, ne me paraît donc pas démontrée. Je suis tout à fait d'accord sur ce point avec le professeur Verneuil.

II. Mais je me sépare de notre éminent collègue, lorsqu'il conseille de ne pas réunir les lambeaux pour mieux assurer l'antisepsie buccale.

Sauf des cas exceptionnels, où il est indiqué de faire plusieurs ablations successives soit pour ménager les forces du malade, soit pour parachever la destruction d'une production morbide, il y a tout avantage à débarrasser le patient d'un seul coup et à rétablir par la suture de la joue et des lèvres la symétrie de son visage. Qui n'a pas observé, comme moi, qu'après les grands délabrements de la face le premier souci de l'opéré est de regarder dans un miroir s'il n'est pas trop défiguré. Une restauration complète lui donne confiance dans une guérison prochaine. Mais s'il voit, ou s'il sent, que sa bouche est largement fendue, l'effet moral est déplorable. Il ne comprend pas une si grande plaie pour un mal caché dans les profondeurs de la bouche. Il s'inquiète, perd son entrain et son appétit, et quelquefois refuse de se laisser alimenter par la sonde, tout cela au grand détriment d'une bonne et rapide cicatrisation.

Il faut aussi considérer que les lambeaux non réunis suppurent plus ou moins longtemps et exposent, par conséquent, aux accidents des plaies qui suppurent. Puis, quand ils se réunissent par l'adhésion des bourgeons charnus, la cicatrice n'est jamais aussi régulière que si la réunion avait eu lieu par première intention, résultat qui n'est pas à dédaigner quand il s'agit de la face.

Cependant les défectuosités de la restauration, la longueur

de la guérison, le trouble moral qui résulte pour le malade de la vue de sa plaie béante, seraient des considérations d'importance secondaire si l'antisepsie buccale exigeait la non-réunion des lambeaux. Ai-je besoin de rappeler que nombre de plaies buccales et pharyngiennes se cicatrisent avec une rapidité toute particulière sans antisepsie? Si, dans des cas plus graves, l'haleine prend une mauvaise odeur, quelques gargarismes alcoolisés en viennent à bout. Si la fétidité persiste, on ajoute aux gargarismes souvent renouvelés des pulvérisations et des irrigations avec une solution phéniquée ou avec une solution d'hydrate de chloral. Si la plaie est anfractueuse, on la tamponne avec des bourdonnets de gaze iodoformée, qui est, dans ce cas, un admirable antiseptique. Enfin, si le patient ne peut s'alimenter par les voies naturelles, et si les aliments s'accumulent et se corrompent dans quelque arrière-cavité, on le nourrit avec le tube de Fauché ou avec la sonde œsophagienne passée par le nez. L'écartement naturel des mâchoires et des lèvres suffit pour l'application de ces moyens antiseptiques, que je complète quelquefois par un drainage dans la région sus-hyoïdienne ou dans le voisinage de l'angle de la mâchoire inférieure.

La non-réunion des lambeaux, qui me paraît inutile dans le seul but d'obtenir l'antisepsie buccale, est pourtant un procédé qui mérite d'être conservé. Comme la résection temporaire du maxillaire supérieur ou des os propres du nez, il permettra de compléter en plusieurs séances une opération qu'il aurait été trop difficile ou trop dangereux d'exécuter en une seule fois.

Si j'avais connu le procédé de M. Verneuil, un échec récent m'aurait été épargné. Il s'agit d'un jeune garçon, que j'ai perdu, au moment où je terminais l'ablation d'une énorme tumeur naso-pharyngienne ramifiée dans les fosses nasales, le sinus maxillaire, la bouche et la fosse ptérygo-maxillaire (obs. III). Cet échec, dont on trouve plusieurs exemples dans le cours d'opérations semblables, doit être attribué à des causes multiples, telles que la chloroformisation prolongée, l'asphyxie partielle par l'inspiration d'une certaine quantité de sang, surtout l'hémorrhagie opératoire, hémorrhagie d'autant plus grave que le sujet était très affaibli par des épistaxis antérieures. Bref, ces causes multiples ont amené une syncope mortelle, que j'aurais peut-être évitée en ne faisant qu'une ablation partielle et en ne réunissant pas l'incision de la joue, afin de compléter l'ablation dans des séances ultérieures. La non-réunion, dans ces cas, est un procédé qui peut donner d'excellents résultats.

III. Dans les opérations sur l'arrière-bouche, je pratique les incisions d'une manière un peu différente de celle que M. Verneuil a adoptée. J'ai publié ce procédé en 1883 (GAZETTE DES HÔPITAUX, n° 34, p. 266). Voici sa description succincte : une incision est faite le long du bord antérieur du sterno-mastoïdien depuis le lobule de l'oreille jusqu'au niveau du cartilage thyroïde. Cette première incision permet de dégager l'angle de la mâchoire, d'extraire les ganglions dégénérés et, au besoin, de lier la carotide externe. Une seconde incision, qui comprend toute l'épaisseur de la joue, part de la commissure labiale et vient rejoindre l'extrémité supérieure de la première (fig. 1). Le lambeau triangulaire, qui en résulte, est rapidement détaché du maxillaire inférieur et rabattu sur le cou. Si cela est nécessaire, on sectionne ou on réséque une portion du maxillaire inférieur. On obtient ainsi un espace et un jour considérables pour enlever une portion du pharynx et de l'isthme du gosier.

L'ablation étant terminée, je rétablis immédiatement la commissure labiale en suturant la joue avec grand soin. Je place dans la bouche, au niveau de l'angle de la mâchoire, une éponge, ou plutôt un gros tampon de gaze iodoformée attaché à un double fil, qui sort par l'incision sterno-mastoïdienne. Cette incision est suturée à son tour et drainée. Le tampon intra-buccal est attaché à un autre tampon extra-buccal, qui a pour usage de maintenir le premier et de comprimer légèrement la suture. Un pansement de Lister est appliqué et maintenu par une couche de ouate et une bande de tarlatane mouillée. Le malade est nourri avec une sonde œsophagienne, si la déglutition est impossible ou difficile.

Dès le quatrième ou le cinquième jour après l'opération, la

réunion de la joue est complète. L'incision cervicale est aussi
presque réunie. Sa partie moyenne, qui donnait passage à
un drain et au fil du tampon intra-buccal, communique encore
avec la cavité de la bouche et suppure. On n'a plus qu'à prévenir, par des pansements, par des gargarismes, par des pul-

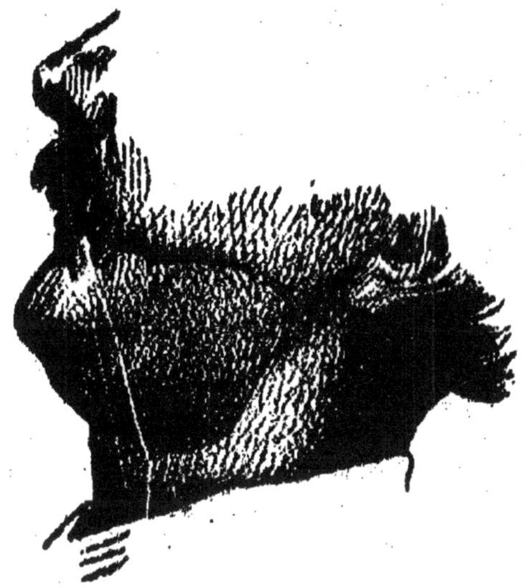

Fig. 1.

Tracé des incisions pour l'ablation d'un cancer de l'amygdale, de la
base de la langue et du plancher buccal, avec résection de la portion
horizontale du maxillaire inférieur et ligature de la carotide externe. Résultat
après la cicatrisation (obs. VII). — Dessin par M. Glover, élève du service.

vérisations et par des irrigations fréquentes, l'altération septique de la suppuration et des sécrétions buccales. Sur mes
six opérés de cancer de l'amygdale et du pharynx, d'après ce
procédé, aucun n'a succombé à une affection septique. Après
la cicatrisation la déformation est vraiment très légère, comme
on peut en juger par la figure ci-jointe (fig. 1).

IV. Dans les ablations du pharynx, il faut non seulement
se créer un large accès jusqu'à l'organe malade, mais encore
se mettre à l'abri de la perte excessive du sang. Quand on n'a
affaire qu'à la faciale et à la linguale, il est facile d'en pratiquer la ligature dans la plaie ; mais, quand on a affaire en
même temps aux nombreuses branches de la maxillaire in-

terne, qui inondent de sang le champ opératoire, on est aux prises avec de sérieuses difficultés pour modérer cette hémorrhagie, pour empêcher la suffocation du patient, pour bien voir toutes les parties à enlever, en un mot, pour terminer l'opération d'une manière complète. On peut, par l'exérèse avec le thermo-cautère et l'anse galvanique, combattre, dans une certaine mesure, la déperdition sanguine. On peut prévenir la suffocation du malade, par la trachéotomie préventive, qui est tout-à-fait indiquée dans ces cas. Mais n'arriverait-on pas plus sûrement au but en supprimant la source même de l'hémorrhagie ?

Comme la plupart des branches de la carotide externe sont intéressées dans les opérations qui portent à la fois sur le pharynx, l'isthme du gosier et la base de la langue, j'ai eu l'idée de lier, au préalable, le tronc de cette artère. Au lieu de pratiquer la trachéotomie préventive, j'ai fait la ligature préventive de la carotide externe.

Cette manière de procéder est excellente pour l'exécution de l'opération. N'étant plus gêné par le sang, on voit nettement tout ce qui est malade et on l'enlève largement. Mais le résultat consécutif n'est pas encourageant, puisque sur six ablations du pharynx, cinq fois avec ligature préventive de la carotide externe, et une fois avec ligature préventive de la carotide primitive, trois opérés ont succombé à des hémorrhagies secondaires, foudroyantes ou très graves, venant de la carotide.

Dans tous ces cas, j'avais fait la ligature de la carotide externe, dans un point aussi éloigné que possible de son origine et sans couper le tronc artériel au delà de la ligature. Je m'étais servi d'un fil de catgut, que j'avais coupé près du nœud, puis j'avais suturé les tissus par-dessus l'artère liée.

Or, dans ma courte expérience sur ce point, j'ai constaté que, si l'incision de la ligature se met à suppurer, l'inflammation suppurative gagne la tunique externe de l'artère, qui se ramollit et se rompt au niveau du point où le fil a sectionné les tuniques internes (fig. 2., obs. VI). Comme il n'y a généralement point de caillot obturateur, il en résulte une hémorrhagie foudroyante. Chez les deux malades qui ont guéri, la réunion immédiate s'était opérée au niveau de la ligature.

De sorte que, si l'on conserve la ligature préventive de la carotide externe pour exécuter plus sûrement et plus facilement les ablations du pharynx, il faudra, à l'avenir, faire en sorte que l'incision de la ligature soit séparée du reste de la plaie maxillaire et pharyngienne, qui suppure fatalement, afin que l'inflammation suppurative de celle-ci ne se propage pas jusqu'à l'artère liée.

En outre, comme j'ai constaté à l'autopsie qu'il ne se forme pas toujours un caillot obturateur dans le bout central de l'artère carotide externe liée, il faut faire porter la ligature sur les branches plutôt que sur le tronc de cette artère.

Enfin, pour se mettre à l'abri d'un retour possible de la perméabilité de l'artère après la résorption du fil de catgut, il faut faire une double ligature et couper le tronc artériel entre les deux fils.

Les faits cliniques, que je publie à la suite de ce travail, m'amènent aux *conclusions* suivantes :

1° La pneumonie est un danger très réel après les grandes opérations sur la bouche et sur le pharynx.

2° Mais le principal danger des opérations, qui intéressent spécialement l'isthme du gosier et le pharynx, est l'hémorrhagie.

3° L'antiseptie de la plaie buccale est le meilleur moyen de mettre l'opéré à l'abri de la pneumonie.

4° La trachéotomie préventive est indispensable lorsqu'on redoute une suffocation pendant l'acte opératoire. Elle me paraît peu utile contre la pneumonie consécutive.

5° La ligature préventive de la carotide externe contre les hémorrhagies, pendant et après les grandes opérations sur le pharynx, ne doit être conservée qu'à la condition d'être antiseptique, de porter sur ses branches plutôt que sur son tronc, d'être double avec section intermédiaire des artères liées.

FAITS CLINIQUES.

A. *Opérations de résection du maxillaire supérieur pour tumeurs.*
3 opérés : 2 guéris, 1 mort.

OBSERVATION I. — Le nommé Berger (Jean), journalier, âgé de

43 ans, entre, le 13 décembre 1878, à l'hôpital de la Pitié pour un sarcôme du maxillaire supérieur droit.

Le 3 janvier 1880, chloroformisation. Incision unique, courbe, partant de la commissure labiale droite et remontant jusque sur la face externe de l'os malaire. Résection totale du maxillaire supérieur. Suture de l'incision de la joue. Réunion immédiate. Guérison sans accidents. Appareil dentaire prothétique. Sortie de l'hôpital au bout de trois mois.

Le 21 novembre 1882, il rentre à la Pitié pour une récidive dans l'orbite et les fosses nasales, qu'il n'est pas opportun d'opérer. Succès opératoire.

Obs. II. — Dépalle (Claude), sabotier, âgé de 40 ans, porte depuis quatre ans un carcinôme ulcéré de la joue droite, ayant envahi le maxillaire supérieur. Dégénérescence d'un ganglion sous-maxillaire. Il entre à la Pitié le 29 novembre 1880.

Le 3 décembre, chloroformisation. Ablation du ganglion sous-maxillaire avec une portion de la glande sous-maxillaire qui lui adhère. Incisions à la joue, circonscrivant la tumeur ulcérée ; résection du maxillaire supérieur, en enlevant le plancher de l'orbite et en conservant les incisives. Autoplastie de la joue. Suture métallique des incisions. Pansement de Lister. Réunion immédiate. Guérison très rapide.

Le 18 mai 1885, il rentre à la Pitié pour une récidive. Le carcinôme a envahi l'orbite et produit de l'exophthalmie. Dégénérescence des ganglions carotidiens. Jugé inopérable à nouveau, il quitte l'hôpital.

Obs. III. — *Polype naso-pharyngien. — Résection du maxillaire supérieur. — Mort à la fin de l'opération* (observation par M. Dumoret, interne).

Le nommé Laconche (Michel), âgé de 18 ans, maçon, entre le 5 avril 1886, salle Broca, lit no 28.

Aucun renseignement sur l'affection à laquelle ont succombé ses parents, morts il y a dix-sept ans.

Aucun antécédent personnel. Aucune maladie antérieure.

Il y a un an, le malade s'aperçoit d'une difficulté à respirer par la narine droite. Peu après, épistaxis nombreuses, répétées et abondantes par la *narine droite* exclusivement. Pas d'augmentation notable de la saillie du nez. Par contre, tuméfaction graduelle de la joue correspondante.

Il y a sept mois, la « grosseur » a augmenté notablement de

volume, repoussant le plancher de l'orbite, déterminant une occlusion complète de l'œil droit par le refoulement de la paupière inférieure. Cet état a persisté cinq semaines, pendant lesquelles le malade ne voyait rien de l'œil droit. Au bout de ce temps, la tuméfaction se porta vers la joue, près de la commissure labiale droite. A partir de ce moment, le malade récupéra la vue de son œil droit.

A son entrée à l'hôpital, on constate les signes suivants :

La narine droite est occupée par une masse molle, d'aspect fongueux, saignant facilement.

L'examen du pharynx montre que tout ce qui est accessible à la vue, est entièrement libre.

Par le toucher, on reconnaît que le voile du palais est doublé par un plan résistant, donnant la sensation du tissu fibreux et s'arrêtant au niveau de son bord postérieur.

En même temps, à la face interne de la joue, on rencontre une masse dure, assez volumineuse, paraissant s'être frayé un passage à travers le maxillaire supérieur et se prolongeant à un travers de doigt au-dessous du rebord alvéolaire supérieur. Cette masse se dirige obliquement vers la commissure qu'elle n'atteint pas, et dont elle reste distante d'un bon travers de doigt.

L'état général est assez bon. Anémie prononcée. Le malade accuse, depuis quelques jours, une céphalalgie beaucoup plus pénible qu'auparavant. Les épistaxis se répètent et sont abondantes.

L'odorat est perdu du côté droit. Pas de surdité. Exophthalmie à droite. Acuité visuelle conservée.

Opération le 13 avril.

On a donné au patient deux cuillerées à potage de sirop de chloral un quart d'heure avant l'opération. Aussi s'endort-il après quelques inhalations de chloroforme.

M. Polaillon pratique une incision avec le bistouri depuis la commissure labiale droite jusqu'à l'os malaire, puis dissèque à l'aide du thermocautère le lambeau ainsi circonscrit. Celui-ci est relevé en haut.

Section de l'arcade dentaire et de la voûte palatine, puis de l'apophyse montante du maxillaire supérieur et de l'os malaire, à l'aide d'une forte pince coupante. Extraction du maxillaire supérieur avec un grand davier à résection.

On procède ensuite à la dissection du polype. Celle-ci est très laborieuse : la masse se laisse déchirer et l'ablation ne se fait qu'en plusieurs morceaux. Enfin on arrive sur le point d'implantation, qui est l'apophyse basilaire.

Malgré la rapidité de l'opération, l'exérèse avec le thermo-cautère, le pincement et la ligature de toutes les artères coupées, le malade perd une assez grande quantité de sang. Sa face devient pâle. Ses inspirations sont lentes et irrégulières. On le fait revenir de plusieurs petites syncopes. On étanche assez difficilement le sang, et le malade en déglutit une quantité assez notable durant le cours de l'opération.

Les parties molles sont suturées à la hâte. Tout-à-coup, la face du malade se cyanose. Sa respiration devient laborieuse ; l'inspiration est profonde et rare. Bientôt on ne sent plus le pouls ; les bruits du cœur sont imperceptibles. Syncope très grave.

On met tout en œuvre pour le faire revenir : injections d'éther, flagellations de la face et du thorax, position déclive de la tête, respiration artificielle, électrisation des muscles inspirateurs et du centre phrénique. Sa cornée devient vitreuse, et tout échoue. Après plus d'une heure de soins infructueux, nous devons nous résigner à la mort de notre opéré.

Autopsie. — L'ablation de la tumeur a été complète ; pas de prolongements intra-crâniens.

Dans l'estomac, environ 60 gr. de sang, qui a été dégluti.

Le cœur est absolument vide.

Le foie, les reins sont normaux.

Dans les poumons, nous trouvons quelques petites bronches injectées de sang, et les départements correspondants du parenchyme pulmonaire ecchymosés et flasques, comme dans l'atélectasie. Cet état provient d'une certaine quantité de sang qui est tombée dans les voies aériennes, et qui a été inspiré jusque dans les petites bronches.

B. *Opérations de cancers de l'arrière-bouche (amygdale, pharynx et isthme du gosier).*

6 opérés : 2 guéris, 4 morts (3 par hémorrhagie, 1 par broncho-pneumonie).

Obs. IV (publiée par M. Clado, interne, dans la Gazette des hôpitaux, no 34, p. 266, 1883). — Résumé.

Baraduc (Louis), 43 ans, entre à la Pitié le 17 décembre 1882, salle Broca, lit no 38.

Depuis deux mois environ, gêne dans la bouche, spécialement pendant la déglutition.

A son entrée à l'hôpital, nous trouvons un épithélioma ulcéré de l'amygdale gauche s'étendant au pilier antérieur du voile du palais et au voile du palais lui-même jusqu'à la luette. La partie voisine de la base de la langue est aussi ulcérée et dure. La moitié gauche du plancher buccal est envahie. La gencive est aussi malade jusqu'à la canine inférieure gauche. Plusieurs ganglions de la région sus-hyoïdienne correspondante sont tuméfiés et très probablement dégénérés.

Un œdème douloureux des membres inférieurs avec fièvre oblige d'ajourner l'opération jusqu'au 16 janvier 1883.

Ligature préventive de la carotide externe avec un fil de catgut. Incision partant de la commissure gauche et venant gagner la partie supérieure de l'incision cervicale de la ligature, vers l'angle de la mâchoire. Dissection du lambeau et dénudation du maxillaire inférieur, qui est réséqué depuis la deuxième incisive gauche jusqu'à la partie moyenne de sa branche montante. Limitation des parties malades avec les fils du serre nœud galvanique passés à l'aide de canules de trocarts droits et courbes. Section des tissus par les anses de fil de platine rougies par le passage du courant galvanique.

Plusieurs artères donnent, malgré la ligature de la carotide externe. Elles sont liées avec des fils de catgut.

Sept sutures profondes et trois sutures superficielles en fil d'argent réunissent les incisions. Pas de drainage. Une éponge phéniquée est disposée dans la bouche. Elle est fixée à un fil, qui traverse l'incision, et vient s'attacher à une autre éponge placée sur la peau. Pansement de Lister.

Le 26 janvier, hémorrhagie sérieuse par la bouche.

Le 7 février, Baraduc quitte l'hôpital. Les incisions se sont réunies par première intention.

Le 15 février, Baraduc est revu : tout allait bien. Guérison.

Dans le courant de l'année suivante, j'ai appris que Baraduc était mort de son cancer récidivé.

Obs. V (recueillie par M. Sapelier, interne du service). — Monsel (Louis), âgé de 65 ans, journalier, entre, le 20 juin 1883, à la Pitié, avec un épithélioma primitif de l'amygdale gauche envahissant le voile du palais et le bord correspondant de la base de la langue.

Opération le 28 juin. Choroformisation. Pour se mettre à l'abri de l'hémorrhagie pendant l'opération et dans les jours consécutifs, M. Polaillon lie d'abord la carotide externe. La ligature est faite avec un fil de catgut sur la continuité de l'artère, au-dessus de l'origine de celle-ci.

L'incision de la ligature est ensuite prolongée jusqu'à un travers de doigt au-dessus de l'angle de la mâchoire.

Une incision horizontale, partant de la commissure des lèvres, vient gagner l'extrémité supérieure de l'incision latérale.

Le lambeau de la joue, rabattu en bas et en avant, assure une voie assez large pour arriver sur le mal, sans qu'il soit nécessaire de réséquer le maxiliaire inférieur.

Toutes les parties malades ou suspectes sont circonscrites avec les anses en fil de platine du serre-nœud galvanique, anses que l'on passe à travers les tissus avec un trocart courbe. L'ablation est complétée avec le thermocautère.

La réunion par première intention était obtenue au bout de onze jours. Un seul point suppurait légèrement, c'était la partie la plus déclive de l'incision verticale, au niveau de la ligature de la carotide. Pendant quelques jours on fut obligé d'y placer un drain debout. Cette petite cavité, qui avait d'abord communiqué avec le pharynx, tendait à s'oblitérer. La suppuration avait presque cessé. Le drain avait été supprimé, et le malade était considéré comme guéri.

Le 14 juillet au matin, le malade perdit du sang par la bouche. Cette hémorrhagie qui, selon toute probabilité, provenait d'artérioles collatérales et anastomotiques, céda tout d'abord à l'eau avec perchlorure de fer ; puis reparut, et résista à tous les moyens hémostatiques.

Le 16 juillet, le malade succombait à la perte de sang.

A *l'autopsie*, la carotide primitive est saine. A l'origine de la carotide interne, plaques d'athérôme. Du côté de la carotide externe, la sonde cannelée ne rencontre ni caillot, ni trace de la ligature ; cette artère est interrompue immédiatement au-dessus de son origine. Une recherche minutieuse montre que le catgut ne s'est pas résorbé. Il enserre une petite masse de tissu artériel sphacélé, qui ne tient plus que par un lambeau au bout central de la carotide. A quelques millimètres au-dessus de ce bout central et baignant comme lui dans un caillot sanguin, nous trouvons le bout phériphérique de la carotide, dont les bords sont évasés, retournés en dehors et irrégulièrement déchiquetés.

L'hémorrhagie, qui a emporté le malade, provenait donc, sans nul doute, de la rupture de la carotide externe au niveau de sa ligature.

Quelle a été la cause de cette rupture ? La carotide externe présentait-elle, comme la carotide interne, une plaque d'athérôme ? Le sphacèle d'une partie de l'artère ne nous permet pas d'élucider cette question. La pression du courant sanguin dans la carotide interne n'en a été que la cause adjuvante. La suppuration au niveau de la ligature a certainement joué le plus grand rôle, car elle a empêché la formation du tissu cicatriciel qui enveloppe rapidement une artère liée dans sa continuité avec un fil antiseptique. Enfin la gangrène de la paroi artérielle, consécutive à la dénudation, peut aussi être incriminée.

Obs. VI (publiée par MM. Paul Berthod et Barbier, internes du service, in GAZETTE MÉDICALE DE PARIS, n° 1, p. 3, 1885). — Résumée.

Bert (Alexandre), 37 ans, employé, entre le 21 juillet 1884 à l'hôpital de la Pitié, salle Broca, lit 31.

Début de la maladie, il y a 15 mois, par une douleur vive dans l'oreille droite avec sentiment de gêne dans le même côté. Quelque temps après, surdité, difficulté de la déglution, crachats sanguinolents, impossibilité d'ouvrir largement la bouche. Amaigrissement ; teinte jaunâtre des téguments.

On reconnaît un épithélioma de l'amygdale droite, envahissant le voile du palais et s'étendant sur la muqueuse palatine dans l'étendue de quelques millimètres. Toute la base de la langue participe à la maladie jusqu'à l'épiglotte. En bas, la néoplasie s'avance vers le plancher de la bouche qui est envahi. Ganglions sous-maxillaires et carotidiens dégénérés.

L'opération nécessaire pour enlever tout le mal doit être très étendue et très grave. Néanmoins M. Polaillon se décide à intervenir en raison de la jeunesse du sujet et de l'état véritablement insupportable dans lequel il se trouve.

Le 29 juillet, chloroformisation. Exploration très difficile de l'arrière-bouche parce que les mâchoires ne s'écartent qu'incomplètement. Ligature de la linguale gauche au lieu d'élection.

Le 31 juillet, nouvelle chloroformisation. Ligature préventive de la carotide primitive droite. Incision de la commissure labiale droite à la partie supérieure de l'incision de la ligature. La dissection du lambeau met à nu les parties molles du cou et le bord inférieur du maxillaire, qui n'est pas réséqué comme ne participant pas à la maladie. Au moyen de plusieurs applications de l'anse galvanique, M. Polaillon enlève toute la base de la langue (en laissant la pointe adhérente au plancher buccal), l'amygdale avec les parties voisines envahies, puis les ganglions dégénérés. Il complète ensuite la destruction de tous les tissus suspects avec le thermocautère.

Malgré la ligature préventive des artères linguale gauche et carotide primitive droite, on a dû lier encore plusieurs vaisseaux dans la plaie ; entre autres la linguale et la faciale droites.

Sutures métalliques de la peau à partir de la commissure labiale de manière à reformer la joue. Introduction d'une éponge antiseptique dans la vaste cavité opératoire. Le moignon de langue est fixé à la commissure droite par un fil métallique.

Alimentation avec une sonde œsophagienne.

Le deuxième jour après l'opération, paralysie du bras gauche.

Le troisième jour, affaiblissement de la jambe gauche, qui est complètement paralysée quelques heures après.

Le quatrième jour, de gros râles muqueux embarrassent la respiration. Dyspnée. Néanmoins la plaie de la joue et du cou s'est réunie par première intention.

Vers le dixième jour, l'opéré a de l'appétit et digère bien. Bientôt il commence à s'alimenter sans la sonde œsophagienne, peut se lever, et reste assis toute la journée dans un fauteuil.

Le 10 septembre, il semblait guéri, sauf la persistance de son hémiplégie gauche due à la ligature de la carotide droite, lorsqu'il contracta une bronchite.

Le 16 septembre, à midi 20 minutes, après un accès de toux un peu plus violent que les autres, Bert eut une hémorrhagie par la bouche, assez considérable pour nécessiter immédiatement la ligature de la carotide primitive du côté opéré. En dix minutes, le malade avait eu le temps de perdre, dit-on, trois litres de sang qu'il rendait à pleine bouche. Quoique l'hémorrhagie eût cessé aussitôt après la ligature, et malgré les toniques et les reconstituants qui lui furent administrés, le malade succomba le soir à 9 heures et demie.

A l'*autopsie*, on trouve une repullulation des éléments cancéreux vers la bouche et vers le pharynx.

La ligature de la carotide primitive, faite après l'hémorrhagie, est située à la partie moyenne du trajet de l'artère dont elle ferme complétement le calibre (fig. 2, *c*); en amont d'elle, la cavité du vaisseau est obstruée par un caillot noir d'une longueur de deux centimètres environ, caillot qui ne se prolonge point jusqu'au tronc brachiocéphalique. En aval de la ligature, le caillot se prolonge jusque dans la carotide interne qui en est distendue.

Si on suit par la dissection le trajet de l'artère carotide primitive de bas en haut, on voit, à la hauteur de son sinus, une perforation de ses parois mesurant les dimensions d'une petite lentille (fig. 2, *b*). Cette perforation s'ouvre dans un canal creusé aux dépens des tissus voisins, canal long d'un centimètre environ, et qui vient aboutir dans la cavité buccale. C'est par cette perforation et par ce canal que l'hémorrhagie s'est produite. La perforation existait au niveau d'un resserrement de l'artère carotide (*a b*), resserrement qui marque l'endroit où la ligature préventive de ce vaisseau avait été faite.

L'hémorrhagie nous paraît avoir été causée de la manière suivante : après la ligature au catgut appliquée sur la carotide pri-

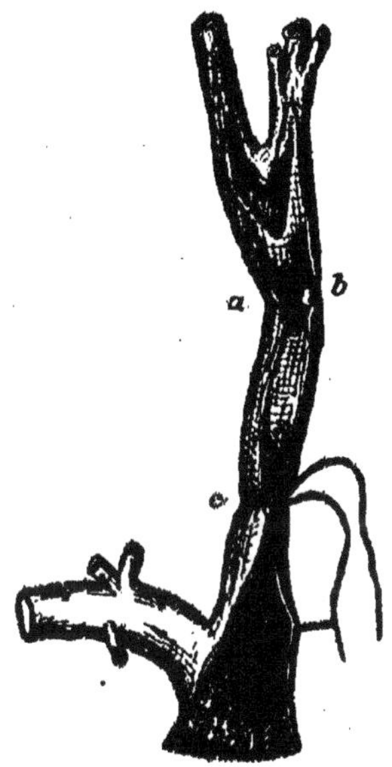

Fig. 2

a b, ligature préventive de la carotide primitive avant l'opération ; *b*, perforation de l'artère qui a déterminé une hémorrhagie secondaire mortelle ; *c*, ligature de la carotide pour arrêter cette hémorrhagie.

mitive, ce vaisseau s'est trouvé oblitéré. Mais, au bout de quelques jours, l'anse de catgut s'étant résorbée, laissa dans le point où elle avait été appliquée, une paroi affaiblie par la section des tuniques internes. Peu à peu la perméabilité de l'artère s'est rétablie. En même temps, l'infiltration cancéreuse et l'inflammation suppurative gagnaient la tunique celluleuse artérielle dans le point même où le fil avait été serré. Il y avait donc, à ce niveau, une paroi artérielle assez friable pour se rompre dans un effort de toux.

Obs. VII. — Laroche, 41 ans, plombier, entré le 15 octobre 1884, salle Broca, no 19, service du docteur Polaillon.

Son père est mort à 66 ans, subitement, de cause inconnue.

Sa mère est morte aussi à 66 ans, à la suite d'une ulcération du col utérin donnant lieu à un écoulement très fétide, et l'ayant retenue alitée pendant deux mois avant sa mort.

Ses sœurs et frère, au nombre de trois, sont bien portants.

Pas de signes de scrofule pendant son enfance. A l'âge de quatre ans, coupure à la base du gros orteil droit. A la suite de cette coupure, affection osseuse ayant duré neuf ans. Dans le cours de cette affection, le malade eut un phlegmon de la jambe. Variole à dix ans. A trente-deux ans, abcès ganglionnaires multiples dans la région gauche du cou. La suppuration a duré un mois et demi. On en constate encore les nombreuses cicatrices.

Début de l'affection. En juin 1884, l'attention du malade est éveillée par une sensation de picotement continu dans le pharynx, sensation qui va jusqu'à la douleur pendant les mouvements de déglutition. Il localise cette douleur au niveau de la grande corne de l'os hyoïde.

En juillet, difficulté pour ouvrir la bouche, qui augmente peu à peu jusqu'à gêner beaucoup la mastication.

En août, apparition de douleurs violentes dans l'oreille. Ces douleurs s'irradiaient dans toutes les régions pariétale et temporale du côté correspondant. Elles étaient continues, avec paroxysmes au moment où le malade se couchait. Salivation abondante durant le jour et durant la nuit d'un liquide limpide et ne tachant pas le linge. Une seule fois, la salive fut légèrement teinte par du sang. A cette époque aussi, Laroche remarqua que sa narine gauche était beaucoup moins perméable à l'air.

Il entra à Cochin pour sa contracture des mâchoires et y fut traité par M. le docteur Dujardin-Beaumetz, qui l'adressa ensuite à M. le docteur Polaillon.

État actuel. État général assez bon. Le malade, amaigri et pâle, ne présente pas la teinte jaune paille du cancer.

Le passage des aliments au niveau de l'isthme est douloureux.

Pas d'athérôme. Rien au cœur. La respiration se fait bien. Pas trace de généralisation néoplasique dans les viscères.

A l'inspection de la région du cou, rien de spécial, que les cicatrices de ses adénites suppurées. A la palpation, rien à droite. A gauche, léger engorgement douloureux et dur des ganglions du cou. Un peu au-dessus de la grande corde de l'os hyoïde, petit ganglion douloureux. Quelques ganglions aussi au niveau de l'angle de la mâchoire. Le plancher de la bouche est épaissi et dur.

Si l'on fait ouvrir la bouche du malade, on voit que les arcades dentaires s'écartent à peine de 2 centimètres l'une de l'autre. Le doigt, introduit dans la cavité buccale et promené sur le plancher, rencontre quelques indurations surtout à la partie postérieure gauche du plancher, et la pression découvre un point très douloureux au voisinage de la deuxième petite molaire inférieure gauche. La luette, hypertrophiée, est déviée à droite. La moitié gauche du voile du palais est considérablement épaissie.

Une ulcération se voit à la base de la luette, entre cet organe et le pilier antérieur gauche qu'elle a détruit dans son tiers supérieur. Cette ulcération s'étend en arrière. Le doigt constate que les tissus ulcérés sont épaissis et indurés. L'amygdale gauche est détruite en grande partie. En tirant fortement en avant et à droite la pointe de la langue, on voit, sur la partie moyenne de son bord gauche, une ulcération allongée.

L'opération est décidée et pratiquée le 25 octobre.

Premier temps. — Ligature de la carotide externe gauche avec un fil de catgut, ligature rendue difficile par un gros ganglion dégénéré situé sur la bifurcation de la carotide primitive. Un fil d'attente en catgut est placé sous la carotide primitive, afin de lier immédiatement cette artère, si pendant l'ablation très étendue que M. Polaillon se propose de faire, la carotide interne venait à être intéressée.

Deuxième temps. — Incision avec le bistouri de la peau et des parties molles, depuis la commissure gauche jusqu'à l'incision cervicale, un peu au-dessus de l'angle de la mâchoire. Le maxillaire inférieur est mis à nu par l'abaissement du lambeau.

Troisième temps. — Avec une scie à chaîne, M. le docteur Polaillon réséque une portion du maxillaire inférieur, qui s'étend depuis la canine gauche jusqu'à la branche montante, à deux travers de doigt au-dessus de l'angle de la mâchoire.

Quatrième temps. — Les parties malades, amygdale gauche, portions envahies du pharynx, parties malades de la base de la langue et du plancher buccal, sont circonscrites avec le fil de platine du serre-nœud galvanique et enlevées. La luette, la moitié gauche du voile du palais, sont disséquées et enlevées avec le thermo-cautère. Tous les points suspects sont profondément cautérisés.

Pendant de l'opération, il a fallu placer quelques ligatures sur le bout périphérique des artères coupées.

Cinquième temps. — Suture de la peau avec des fils métalliques. Pansement phéniqué de Lister. Pour assurer l'hémostase et l'antisepsie, une éponge phéniquée est introduite jusque dans le fond de la cavité buccale, et occupe la place de la perte de substance.

Suites. La journée du 25 a été bonne. Le malade est alimenté avec une théière, munie d'un long tube, qui conduit les aliments liquides et les boissons jusqu'à la partie supérieure de l'œsophage.

Le 26 octobre, l'éponge pharyngienne est enlevée. Pansement.

A huit heures du soir, hémorrhagie très abondante, qui nécessite le tamponnement des fosses nasales par l'interne de garde. L'hémorrhagie s'arrête ; mais un léger suintement sanguin persiste et se continue pendant toute la journée du 27.

Le 28 octobre, pendant la nuit, à deux heures du matin, nouvelle hémorrhagie très abondante, qui se répète à cinq heures du matin.

A la visite, le malade est presque exsangue. Le pouls est imperceptible. Il est évident que, si la carotide externe n'avait pas été liée, l'hémorrhagie aurait été encore plus abondante et que l'opéré serait mort. Ether en injections sous-cutanées ; ergotine.

Le soir, pansement. Pouls toujours très faible. Pas de nouvelle perte de sang.

Lavements nutritifs. Potion de Todd.

Le 29 octobre, matin, le pouls s'est un peu relevé. Amélioration. Pansement. La réunion de la plaie est presque complète.

Le 30 octobre, le mieux continue. Pansement. On enlève quelques fils métalliques de la suture et le tampon naso-pharyngien. On passe avec quelques difficultés la sonde œsophagienne, qui doit servir à alimenter le malade.

Le 31 octobre, les derniers points de suture sont enlevés. Alimentation avec la sonde œsophagienne.

Le malade se plaint d'une douleur siégeant à la partie gauche du thorax. La percussion et l'auscultation à ce niveau donnent un résultat négatif.

Les jours suivants, rien de nouveau à noter.

Le 12 novembre, apparition d'un petit abcès à la partie supérieure de l'incision cervicale et issue d'un fragment de fil. Il s'agit probablement d'une ligature qui s'élimine.

Le 17 novembre. Depuis la veille, des douleurs d'oreille tendent à revenir. L'examen laryngoscopique, pratiqué avec une certaine difficulté, fait reconnaître que la partie droite du pharynx existe seule ; toute la portion gauche a été enlevée. Il existe en ce point une vaste cicatrice, qui tient lieu de la paroi pharyngienne. Il n'y a rien de suspect au larynx.

Les forces reviennent peu à peu. Les douleurs d'oreille ont beau-

coup diminué, mais persistent encore. Le malade commence à
s'alimenter sans le secours de la sonde ; cependant il éprouve de la
gêne à écarter ce qui lui reste de la mâchoire inférieure.

Le 9 décembre, le malade part en convalescence pour Vincennes.
Il est en bonne santé. Aucun engorgement ganglionnaire ne peut
faire craindre une récidive.

Revu à la fin de décembre, le bon état, local et général, se maintient. La trace de l'énorme opération qu'il a subi est très peu
apparente (fig. 1).

Le 11 février 1885, Laroche rentre dans le service de M. Polaillon,
avec des accidents qui ne permettent pas de douter que le cancer
a récidivé dans le pharynx. On sent dans la région parotidienne et
dans la région cervicale plusieurs ganglions dégénérés.

M. Polaillon ne juge pas qu'une nouvelle opération soit utile
pour le patient.

Au commencement de juin, la difficulté de la déglutition oblige
à alimenter le malade avec une sonde.

Quelques légères hémorrhagies par le pharynx. Quelques hémorrhagies plus abondantes par une ulcération cancéreuse qui s'est
formée sur la cicatrice cervicale.

Le 19 juin 1885, Laroche meurt de cachexie, après avoir eu plus
de trois mois de tranquillité parfaite, trois mois environ d'un état
de récidive fort supportable, et un mois à un mois et demi de trou-
bles profonds et de cachexie.

Obs. VIII. — Rousseau (Henri), 55 ans, représentant de commerce, entre le 29 septembre 1885, salle Broca, no 43, à la
Pitié.

Epithélioma ulcéré du sillon gingivo-génien inférieur gauche,
envahissant la branche horizontale du maxillaire inférieur. L'induration du plancher de la bouche s'étend profondément du côté de
l'angle de la mâchoire et du pharynx. Les ganglions sous-maxillaires et carotidiens sont dégénérés.

L'extirpation des parties malades nécessitera une très large
opération.

Le 3 octobre, chloroformisation. Incision cervicale pour l'ablation des ganglions carotidiens. Cette ablation conduit sur la carotide
externe, dont les branches sont englobées dans la masse ganglionnaire cancéreuse. Ligature de la carotide externe dans sa continuité avec un fil de catgut.

Incision le long du bord inférieur du maxillaire depuis le menton
jusqu'en arrière de l'angle de la mâchoire. Dissection de la tumeur,

en dehors de la bouche, en écartant le lambeau du côté du cou. Section du maxillaire inférieur avec la scie à chaîne, au niveau de la canine gauche, et au niveau du col du condyle et de l'apophyse coronoïde.

La portion détachée du maxillaire inférieur est attirée en dehors pour permettre de disséquer avec le thermocautère, du côté de la bouche, la tumeur qui s'étend sous la langue jusqu'au pharynx.

Suture métallique des incisions. Drainage. Pansement de Lister.

L'état du malade était excellent, les incisions cutanées étaient réunies par première intention, lorsque, le 7 octobre, à dix heures du soir, il y eut une première hémorrhagie par la bouche. Cette hémorrhagie fut peu abondante et s'arrêta spontanément. Une demi-heure après, le sang fit de nouveau irruption en telle quantité que l'interne de garde n'eût pas le temps d'arriver avant la mort de l'opéré.

L'autopsie n'a pu être faite, de sorte que je suis réduit aux conjectures sur la cause de cette hémorrhagie. Sa soudaineté et son abondance me font croire que le sang ne venait pas d'une artère de moyen calibre, mais de la carotide externe elle-même. Je suppose que la ligature de catgut s'est relâchée ou résorbée trop tôt (le 4° jour), et que le sang s'est échappé par le tronc de l'artère, qui était englobée dans la tumeur et qui a été sectionnée pendant l'ablation de celle-ci.

Obs. IX.—*Epithélioma de l'amygdale droite, du voile du palais, des piliers, avec extension à la base de la langue* (Observation recueillie par M. Dumorel, interne du service).

Le nommé Mil... Henri, marinier, âgé de 70 ans, entre le 9 avril 1886 salle Broca, n° 41, dans le service de M. Polaillon.

Aucune maladie antérieure. Il nie tout antécédent spécifique. Il a fait un usage immodéré du tabac, et il se sert le plus habituellement d'une pipe à tuyau très court.

Son père est mort à 83 ans ; sa mère à 86 ans.

Il y a six mois, difficulté en avalant ; sensation de corps étranger au fond de la gorge. Respiration moins libre.

Le malade consulte d'abord un médecin, qui lui prescrit un gargarisme au chlorate de potasse, pratique qui lui fait perdre un temps précieux.

Etat actuel. Le malade n'accuse aucune douleur dans la gorge ni vers l'oreille. C'est un homme à la face congestionnée, pourvu d'un embonpoint très considérable, habitué à vivre au grand air par sa profession. Il a souvent contracté des bronchites qui lui ont laissé de l'emphysème pulmonaire.

L'inspection de la bouche permet de reconnaître que l'amygdale et les piliers du côté droit sont le siège d'un gonflement considérable et recouverts d'ulcérations végétantes. La portion de la muqueuse buccale, qui confine à l'amygdale droite, est également envahie par l'ulcération cancéreuse.

Par le toucher, on constate une induration considérable de toutes les parties gonflées et ulcérées. En même temps, on constate que la base de la langue est également indurée.

Point d'hémorrhagies. Quelques ganglions durs dans les régions sous-maxillaire et carotidienne.

L'état général, sans être absolument mauvais, est médiocre : perte des forces, amaigrissement, anorexie. Néanmoins, M. Polaillon pense qu'une opération est indiquée.

Opération le 20 avril.

Un quart d'heure avant l'opération, administration de 2 grammes de chloral. Chloroformisation. Le malade est couché sur le dos, le cou soulevé, la tête renversée en arrière, la face inclinée du côté gauche. La poitrine, débarrassée d'un épais gilet de laine, est recouverte par une alèze ; la température de la salle est peu élevée.

Incision de 8 centimètres d'étendue partant du cartilage thyroïde et aboutissant derrière l'angle de la mâchoire.

Le bord antérieur du sterno-mastoïdien étant incliné en dehors, M. Polaillon va à la recherche de la carotide externe. La ligature en est laborieuse, en raison de la profondeur de la plaie et de la présence de quatre ganglions assez volumineux, dont l'un paraît manifestement malade. La carotide externe est liée immédiatement au-dessous de sa première collatérale.

Ensuite, M. Polaillon pratique une seconde incision partant de la commissure labiale droite et allant rejoindre l'incision de la ligature à sa partie supérieure.

Dégagement des deux lambeaux : le supérieur est relevé à l'aide d'un crochet mousse ; l'inférieur est abaissé.

Section du maxillaire inférieur. Résection du nerf lingual. Divulsion du maxillaire pour obtenir l'espace nécessaire à l'ablation. Un premier fil de platine du serre-nœud galvanique est passé avec un trocart au niveau de la base de la langue. Un second fil est placé en avant, de façon à circonscrire la portion malade de l'organe. Les deux fils sont reliés au galvano-cautère, et on pratique la section de cette portion de langue comprise entre les deux fosses.

A l'aide du couteau galvanique, ablation de l'amygdale, de la portion voisine du pharynx et du voile du palais.

La plaie est largement lavée avec des éponges imbibées d'une solution phéniquée.

Suture du maxillaire inférieur, avec un gros fil d'argent. Suture métallique de la joue et des parties molles. Drainage de la plaie, avec deux tubes de moyen calibre, placés dans l'incision cervicale.

Pansement de Lister.

Le soir de l'opération, le malade est très oppressé. De gros râles s'entendent dans toute la poitrine, surtout du côté droit. Pas de souffle tubaire.

Application de 60 ventouses sèches. Chloral : 1 gr. — T. 37o 8.

Le 21, le malade a un peu dormi. L'oppression a diminué.

Le pansement de Lister est renouvelé ; les drains fonctionnent bien ; le liquide phéniqué qu'on y injecte, ressort par la cavité buccale. Irrigation de la bouche avec une solution phéniquée. Gargarismes antiseptiques. — T. 37o 8.

Le soir, le malade va assez bien. Il se plaint d'un ptyalisme abondant qui souille son pansement. — T. 37o 6.

Application de ventouses sèches. Lait, bouillon avec 4 jaunes d'œuf.

Le 22, la nuit a été meilleure que les précédentes. Moins de dyspnée, mais abattement très marqué. Râles de congestion pulmonaire, avec prédominance à droite.

Deuxième pansement. Irrigations buccales. Gargarismes alcoolisés. — T. 37' 4.

Le soir, dyspnée plus considérable. L'abattement s'accentue. Injections d'éther ; 60 ventouses sèches.

Le malade a pris du bouillon avec des œufs. — T. 38'.

Le 25, dyspnée très intense. Cyanose de la face et des extrémités. Délire. A l'auscultation : râles abondants, souffle lointain au niveau de l'angle du scapulum. Le pansement est renouvelé. Injections d'éther ; ventouses sèches sur le thorax et les membres inférieurs. — T. 39' 2.

Le malade meurt à une heure de l'après-midi.

Autopsie. — La plaie des parties molles est complément réunie.

Les poumons ont une couleur rouge vineuse. Leur densité est augmentée, mais ils surnagent dans l'eau. Tubercules crétacés au sommet droit.

Le poumon droit est le plus altéré ; mais nulle part son tissu n'est assez friable pour pouvoir se déchirer avec le doigt. En somme. lésion d'une congestion violente. Pas d'hépatisation.

Les bronches incisées ne contiennent, en aucun point, des parcelles alimentaires. On n'en trouve point non plus dans la trachée.

Le cœur est gros, graisseux. Les cavités gauches sont dilatées.

Le foie est gras, augmenté de volume.

Les reins ne présentent aucune lésion macroscopique.

Le cerveau est congestionné.

Examen de l'artère liée. — Le fil est placé immédiatement audessous de la thyroïdienne supérieure, à un centimètre à peine de la bifurcation de la carotide primitive. L'artère est rétrécie par le fil constricteur de catgut, qui s'est résorbé, et dont il ne reste que le nœud. En incisant l'artère à ce niveau, on ne trouve point de caillot, ni dans le bout supérieur, ni dans le bout inférieur. La tunique externe est intacte ; les tuniques, moyenne et interne, sont sectionnées, et, à ce niveau, la tunique externe adhère à elle-même de manière à oblitérer complètement la lumière du vaisseau.

C. *Opérations de cancers comprenant les lèvres, la joue ou la langue, avec résection du maxillaire inférieur.*
6 opérés : 4 guéris ; 2 morts.

Obs. X. — Le nommé Louis, âgé de 55 ans, journalier, entre, le 30 mai 1881, à la Pitié, lit n° 42.

Il y a un mois et demi, il s'est aperçu qu'il avait des plaques blanches à la face interne des joues et que les mouvements de sa langue étaient gênés. Huit jours après, il sent une tumeur sous la langue. La mastication et la phonation deviennent douloureuses et pénibles. Douleurs dans l'oreille droite.

Comme le malade a eu la syphilis, on essaie pendant quelques jours le traitement spécifique, qui ne donne aucun résultat. Il est évident qu'on a affaire à un cancer à marche très rapide.

Le cancer comprend le plancher de la bouche et la moitié droite de la langue. Il adhère au maxillaire inférieur.

Le 11 juin, chloroformisation. Incision partant de la commissure droite pour gagner l'angle de la mâchoire. Abaissement du lambeau pour mettre à nu le maxillaire inférieur. Section avec la scie à chaîne des deux tiers de la portion horizontale de cet os, un trait de scie portant au niveau de la deuxième petite molaire à droite et au niveau de la branche montante à gauche. Ablation, avec l'anse du serre-nœud galvanique, du plancher de la bouche et de toute la portion altérée de la langue. Suture du lambeau. Pansement de Lister.

Gargarismes alcoolisés. Irrigations antiseptiques dans la bouche.

Le malade va bien pendant les premiers jours. Mais un point de suture s'étant désuni, une portion des aliments et des boissons s'écoule au dehors. J'ai alors recours à l'alimentation avec la sonde œsophagienne.

Le 21 juin, fièvre. T. matin, 38° ; soir, 39o. Les aliments intro - duits par la sonde œsophagienne sont mal supportés.

Le 25 juin, phlegmon parotidien à droite. Le lendemain, l'inflammation phlegmoneuse a gagné le cou et la joue correspondante. La température se maintient au-dessus de 38°.

L'alimentation, qui se compose exclusivement de lait, de consommés et d'œufs, est très difficile.

Le 1ᵉʳ juillet, grands frissons, dyspnée, fièvre. Temp., 40°,1

Le 2 juillet, nouveaux frissons Diarrhée. T., 39°,1.

Malgré le mauvais état général, les incisions se sont cicatrisées, et la plaie ne communique plus avec la cavité buccale.

On combat la fièvre avec du sulfate de quinine.

Le 23 juillet, l'état général s'aggrave encore : bouffissure de la face. Inappétence complète. Les frissons continuent.

Le 25 juillet, le malade vomit tous ses aliments. Diarrhée.

Le 2 août, mort cinquante-trois jours après l'opération.

A l'*autopsie*, on trouve des abcès métastatiques disséminés dans les deux poumons et des tubercules crétacés dans les sommets.

La rate est très diffluente, mais ne présente pas d'abcès.

Les autres organes, foie, cœur, reins, encéphale, sont sains.

La cicatrisation de l'opération est complète, et il n'y a pas de récidive dans les tissus voisins.

Malgré ce succès opératoire, nous n'hésitons pas à ranger cette observation parmi les revers, et à considérer le malade comme ayant succombé à une infection purulente à marche lente.

Obs. XI. — Le nommé Jacquet (Auguste), 63 ans, garçon de magasin, entre le 7 avril 1884, salle Broca, n° 33.

Epithélioma ulcéré de la joue gauche avec adhérence du tissu morbide au maxillaire inférieur. Forme ulcéreuse et rongeante. Perforation de la paroi buccale et écoulement continuel de la salive. Les ganglions sous-maxillaires gauches sont dégénérés (fig. 3).

Le 24 avril, chloroformisation. Incisions, qui circonscrivent tout le mal, aux lèvres, à la joue et à la région sous-maxillaire. Résection de la moitié gauche du maxillaire inférieur, avec la scie à chaîne, portant sur la ligne médiane en avant et sur la partie moyenne de la branche montante en arrière. Ablation des ganglions dégénérés. Restauration de l'énorme perte de substance avec un lambeau pris à la peau du cou. Suture métallique du lambeau. Pansement de Lister.

Alimentation avec une sonde.

Cicatrisation rapide du lambeau. Guérison de l'opération (fig. 3).

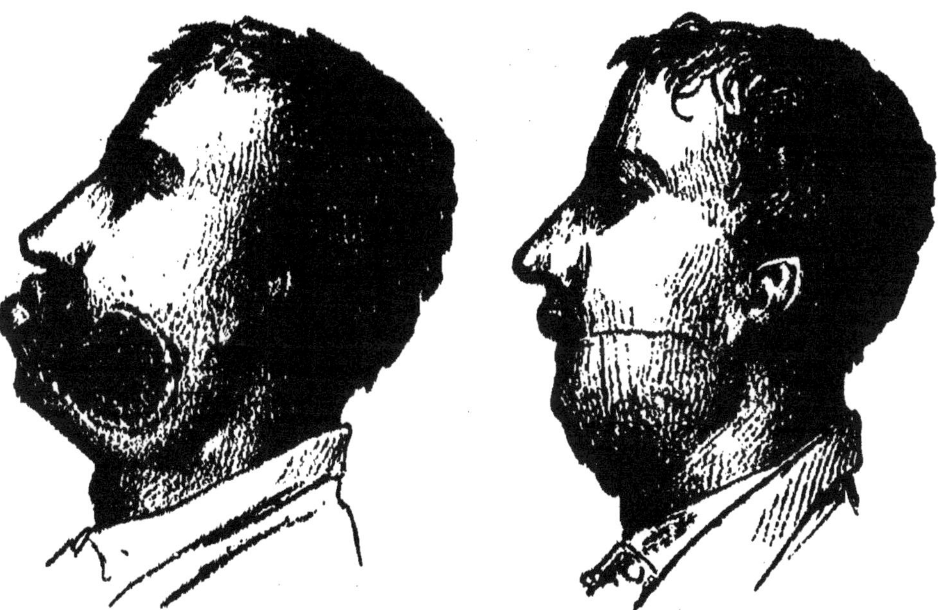

FIG. 3

Epithélioma ulcéré des lèvres et de la joue gauches envahissant le maxillaire inférieur. Résultat de l'opération. — Dessin par M. Janet, élève du service.

Mais la cachexie survient. Le lambeau de peau saine qui a servi à reformer la joue est envahi par le néoplasme. La mort arrive le 3 août, trois mois et dix jours après l'opération.

Obs. XII. — Jacquin (Charles), 58 ans, employé de la Compagnie du gaz, entre dans le service de M. Polaillon le 10 juin 1884.

Epithélioma du plancher de la bouche envahissant la glande sous-maxillaire droite et adhérant au maxillaire inférieur.

Le 17 juin, chloroformisation. Incision courbe dans la région sous-maxillaire droite. Passage des fils du serre-nœud galvanique, de la plaie extérieure à l'intérieur de la bouche, puis de l'intérieur de la bouche à la plaie extérieure, de manière à circonscrire les parties malades du côté de la ligne médiane. Résection avec la scie à chaîne de la portion adhérente du maxillaire inférieur.

Suture métallique de l'incision. Pansement de Lister.

Réunion immédiate. Sortie du malade un mois et onze jours après son opération.

L'opéré n'est pas revenu depuis l'époque de sa sortie, ce qui porte à croire que sa guérison s'est maintenue.

Obs. XIII (recueillie par M. Barbier, interne, et M. Janot, externe du service).

Le nommé Boyard, Alfred, âgé de 52 ans, menuisier, entre à l'hôpital de la Pitié le 11 juillet 1881, salle Broca, lit nº 38, dans le service de M. Polaillon.

Il porte un épithélioma du plancher de la bouche et de la partie antérieure de la langue, avec des ganglions sous-maxillaires dégénérés.

Cet homme, d'une bonne santé habituelle, a remarqué, il y a six mois, qu'une ulcération se développait à la face inférieure de sa langue dans le sillon qui la sépare du plancher buccal. Il ne s'est soigné que par des gargarismes au chlorate de potasse. Bientôt cette ulcération gagna en étendue, de manière à gêner la mastication et la parole, ce qui détermina son entrée à l'hôpital.

Boyard ne mentionne aucun antécédent cancéreux dans sa famille.

Le plancher de la bouche, la face inférieure de la langue et la face postérieure de la partie moyenne du maxillaire inférieur sont le siège d'une large ulcération bourgeonnante, sanieuse, entretenant dans la bouche une odeur nauséabonde.

Les gencives, sur la partie médiane du maxillaire inférieur, sont tuméfiées et ramollies. Les incisives déchaussées remuent sous le doigt.

La langue est indurée. Dans sa moitié antérieure, cette induration est très sensible au doigt qui explore sa face dorsale.

Sous la branche horizontale gauche du maxillaire, on sent un ganglion volumineux, immobile, très dur, adhérant d'une part au maxillaire, d'autre part à la partie profonde de la peau.

L'état général, sans être excellent, n'est pas absolument mauvais. L'appétit est conservé. Les urines ne contiennent ni albumine, ni sucre.

L'opération est décidée et exécutée le 19 juillet.

M. Polaillon, après avoir fait endormir le malade avec le chloro-forme, pratique une incision ovalaire autour du ganglion induré, de manière à isoler la portion de peau adhérente à ce ganglion. Il fait ensuite une incision en fer-à-cheval suivant le bord inférieur du maxillaire inférieur. Le lambeau ainsi formé est abaissé. De nombreuses artérioles sectionnées sont immédiatement pincées.

Le ganglion, avec la portion de peau qui lui adhère, est décollé du maxillaire auquel il est fixé.

Une incision, à peu près verticale, est ensuite pratiquée de la commissure labiale gauche à la partie gauche de l'incision en fer-à-cheval. On obtient ainsi deux lambeaux latéraux, qui sont décollés et portés en dehors comme deux volets. Plusieurs artères sont pincées, entre autres une branche importante de la faciale.

Ces deux lambeaux latéraux mettent à découvert la partie moyenne du maxillaire inférieur. La scie à chaîne est passée de bas en haut autour de la partie postérieure de la branche hori-zontale du maxillaire du côté gauche ; puis le maxillaire est scié en arrière de la deuxième grosse molaire.

Après arrachement préalable de la deuxième prémolaire droite, la scie à chaîne est passée de ce côté et scie le maxillaire en ar-rière de la première prémolaire droite.

Un trocart courbe est alors enfoncé de bas en haut, de manière à traverser la langue de part en part sur la ligne médiane et en arrière de ses parties indurées. La masse de tissu morbide, ainsi fixée par la canule et attirée en avant, est libérée de ses adhérences avec les organes voisins à l'aide du thermocautère.

Cette masse, constituée par le plancher de la bouche et la partie inférieure et antérieure de la langue, n'est plus retenue en ar-rière que par un large pédicule, formé par la partie postérieure de la langue et la partie correspondante du plancher buccal. Un fil du serre-nœud galvanique est passé de gauche à droite autour de ce pédicule, en arrière de la canule du trocart laissée à demeure. La section est faite lentement, et la masse morbide est détachée.

Les deux artères linguales, aperçues sur la surface de la section, sont immédiatement liées, ainsi que quelques artérioles.

Les différentes artères pincées pendant l'opération sont égale-ment liées.

La plaie est soigneusement lavée à l'eau phéniquée au 20°.

Les lambeaux sont enfin remis en place et suturés avec des fils d'argent. Onze sutures sont placées.

Une éponge phéniquée est laissée à demeure dans la bouche. Elle est retenue par un fil sortant à travers l'incision et fixé sur un tampon de gaze phéniquée placé au dehors. Pansement de Lister.

Le 19 juillet, soir, la plaie a un peu saigné. Le malade est calme. Il se plaint simplement d'avoir un mal de tête assez violent. Au moyen de la sonde introduite par le nez, il prend du bouillon et du vin.

T. 38o,4.

Le 20 juillet, pansement. La plaie va bien. On laisse l'éponge en place.

Lait, bouillon, vin ordinaire.

T. M. 37o,8; T. S. 38o,4.

Le 21 juillet, la nuit a été bonne. Pansement. On retire l'éponge qui est horriblement fétide. Un peu de fièvre. Lavage de la cavité buccale. Après le pansement, il y a une légère hémorrhagie par la bouche, mais elle cesse avec un peu de glace.

Lait, bouillon, vin. Selles régulières et normales. Bonnes digestions.

Le soir, lavage de la cavité buccale avec la solution phéniquée au 20'. Pulvérisation d'acide phénique auprès du malade.

Il se gargarise lui-même dans la journée avec des solutions antiseptiques.

T. M. 38',4; S. 38',8; P. 120.

Le 22 juillet, pansement. Lavage de la cavité buccale. Le malade a été nourri comme d'habitude par la sonde.

Le soir, lavage phéniqué de la bouche. Pulvérisation près d'elle. T. M. 38o. P. 120. T. S. 38o,4.

Le 23 juillet, pansement. Les pièces de pansements sont toujours maculées par les produits de l'expectoration. Haleine et liquides buccaux fétides.

On enlève 3 fils, les plus inférieurs; les lèvres de la plaie s'écartent et permettent aux liquides buccaux de s'écouler facilement au dehors. L'absorption de ces matières fétides est probablement la cause de l'excès de température de ce matin.

Le malade a assez mal dormi. Il a une fièvre vive. Cependant ni frisson, ni abattement, ni diarrhée, ni céphalalgie.

Peu d'appétit. Il digère ce qu'on lui donne (lait, bouillon, œufs, vin). Selles régulières.

Sulfate de quinine, 0,50.

Il s'est plaint d'un peu d'oppression, de gêne respiratoire. A l'auscultation, on trouve à peine quelques ronchus.

T. M. 39°,0 ; P. 132 ; T. S. 39°,8 ; P. 129.

Le 24 juillet, pansement. On enlève deux fils. A droite, au niveau de la région mastoïdienne, gonflement avec rougeur et empâtement. Sensibilité à la pression. Pas de frisson. Le malade se sent bien.

Nombreux bacilles et micrococci dans sa salive, qui exhale toujours une odeur fétide.

La nuit dernière, le malade n'ayant pas pu dormir, on lui ordonne un lavement avec 4 gr. de chloral.

Six injections de bromhydrate de quinine à 0,05 centigr. toutes les heures, une par heure.

T. M 38',0 ; P. 120. T. S. 39',4 ; P. 126.

Le 25 juillet, la nuit a été meilleure. Pansement. Même état du phlegmon du cou. On enlève deux fils. Une partie de l'incision est réunie.

Lavage de la bouche, qui est toujours très fétide.

Le pouls a moins d'ampleur ; il est dépressible.

Bromhydrate de quinine, 0,30 centigrammes en six injections sous-cutanées.

Le patient se nourrit assez abondamment par la sonde.

T. M. 37o,8 ; P. 110. T. S. 39o,4 ; P. 120.

Le 26 juillet, pansement. On enlève un fil. Lambeaux de tissu cellulaire sphacélé, à gauche, qu'on retire avec une pince par l'ouverture de l'incision.

T. M. 38° ; P. 110. T. S. 38',6 ; P. 120.

Le 27 juillet, pansement. La température est élevée. Pas de frisson. Abattement marqué pendant le reste de la journée. Pas de diarrhée.

Lavement avec 0,50 de sulfate de quinine.

T. M. 39',4 ; P. 138. T. S. 40',3.

Le 28 juillet, pansement. On enlève deux fils, et parmi eux celui qui maintenait le moignon de la langue. La plaie bourgeonne bien. Le gonflement phlegmoneux du côté droit semble diminuer ; il y a moins de tension, moins de douleur à la pression, mais la rougeur érythémateuse du cou persiste. Quelques frissons. Un peu de diarrhée. Deux selles fétides.

T. M. 38',6 , P. 128. T. S. 40' ; P. 130.

Le 29 juillet, hémorrhagie buccale. Les pièces du pansement sont maculées de sang. L'écoulement s'arrête spontanément.

Pansement. Le gonflement ganglionnaire du côté droit a beaucoup diminué. Il n'y a plus d'empâtement du tissu cellulaire. La rougeur du cou est moins vive.

A part l'excès de la température, l'état général est satisfaisant. La diarrhée légère de la veille n'a pas persisté. Le pouls, toujours fréquent, a repris de la tension ; il n'est plus dépressible comme les jours précédents.

Un peu de gêne respiratoire. Submatité à droite. Râles humides, crépitants. 20 ventouses sèches du côté droit. La respiration est normale à gauche.

Lavage phéniqué le soir. Lavement avec 0,50 de sulfate de quinine.

Le 31 juillet, abattement et grande faiblesse. Le malade peut à peine rester assis dans son lit. Diarrhée. Les muqueuses de la bouche sont sèches. Léger trouble d'albumine dans les urines.

Le soir, l'état s'est un peu amélioré, quoique la faiblesse soit toujours très grande. Lavage phéniqué de la bouche. Souffle pleu-rétique à la base droite. Râles fins dans tout le poumon droit.

Emplâtre de thapsia sur la poitrine. Deux lavements de 0,50 de sulfate de quinine. Deux potions de Tood.

L'abaissement de la température ce matin et l'accélération énorme d'un pouls petit, dépressible, ne peut guère être dû qu'à un collapsus cardiaque.

Agitation involontaire des membres.

T. M. 37°,4 ; P. 148 ; T. S. 39°,3 ; P. 130.

Le 1″ août, hémorrhagie buccale pendant la nuit.

Pansement. On enlève un gros caillot logé dans un des angles de la plaie. La faiblesse augmente. Alimentation abondante avec la sonde.

Sueurs pendant la journée. Abattement. Muqueuses de la bouche sèches.

Absence de murmure vésiculaire, avec matité à la base droite. Accès de suffocation pendant la journée. Lavage de la bouche. Diarrhée.

Potion de Todd.

T. M., 38o 4. P. M. 120 ; T. S., 39o 2. P. 124.

Le 2 août, la plaie n'a pas trop mauvaise mine. Encore un peu de suintement sanguin. Le malade est tremblant quand on l'as-sied sur son lit ; ses forces diminuent très rapidement. Soif inex-tinguible. Respiration accélérée. Le souffle de la base a, ce matin, un caractère tubaire. Les battements du cœur sont tumul-tueux et sourds avec des faux pas. La peau est sèche et brûlante. Diarrhée.

T. M. 38o. P. 120 ; T. S. 39o 2. P. 114.

Le 3 août, la plaie bourgeonne activement ; elle est rouge vioacée. Gargarismes à l'eau-de-vie depuis quelques jours. Lavages phéniqués soir et matin. Potion de Todd avec teinture de cannelle et acétate d'ammoniaque.

T. M. 36o5. P. 114; T. S. 32o5. P. 140.

Le 4 août, l'auscultation montre, à la base droite, un souffle aigre aux deux temps de la respiration. Râles humides dans le reste du poumon. Respiration accélérée : 42 respirations par minute. Diarrhée continuelle. Lavage phéniqué le soir. Teinture d'iode sur le côté. Potion comme la veille.

T. M. 37o4. P. 118; T. S. 38o8. P. 153

Le 5 août, la plaie est détergée et les matières qui s'en écoulent sentent moins mauvais. Il existe, à gauche, une large ouverture, qu'on remplit tous les jours de gaze phéniquée.

Le souffle est toujours manifeste à la base droite. Râles humides.

Ce soir, le malade est sensiblement mieux. Ses yeux ont repris de l'éclat. Il s'est aperçu, pour la première fois, qu'il lui manque la partie antérieure de la mâchoire. Il est beaucoup plus fort, et, bien que ses membres soient encore tremblants, il reste mieux assis sur son lit.

Matité toujours considérable à droite. Mais le souffle a disparu. A sa place, on entend la respiration couverte par de gros râles humides, à timbre bruyant, perceptibles aux deux temps de la respiration. 45 respirations par minute. Le décubitus se fait de préférence du côté droit. La respiration est courte et accélérée. Toujours de la diarrhée.

Le 6 août, la paroi antérieure du pharynx, ou plutôt ce qui reste de la base de la langue, fait soupape sur l'isthme du gosier, et gêne la respiration. M. Polaillon la suture avec un fil d'argent à la peau du cou.

Respiration toujours précipitée. Râles crépitants nombreux à droite. Le souffle a repris le caractère tubaire et ne s'entend plus qu'à l'expiration. Intermittence du pouls.

Le soir, état très grave. Les extrémités sont froides; le pouls est insensible à la radiale; sueurs abondantes. Prostration extrême. Respiration haletante. 55 respirations. Diarrhée. Une injection d'éther à 4 heures.

Mort dans la nuit.

Nous donnons le tracé de la température et du pouls depuis l'opération jusqu'à la mort (fig. 4).

Autopsie, 24 heures après la mort. Les tissus de la bouche semblent sains. Il existe, à droite, le long de la gaine des vaisseaux, un, vaste abcès avec pus de bonne nature. En somme, la plaie était en très bonne voie de guérison. On trouve, à droite, un bloc énorme de pneumonie suppurée, qui a probalement enlevé le malade. Congestion pulmonaire à gauche.

Rien dans les autres viscères.

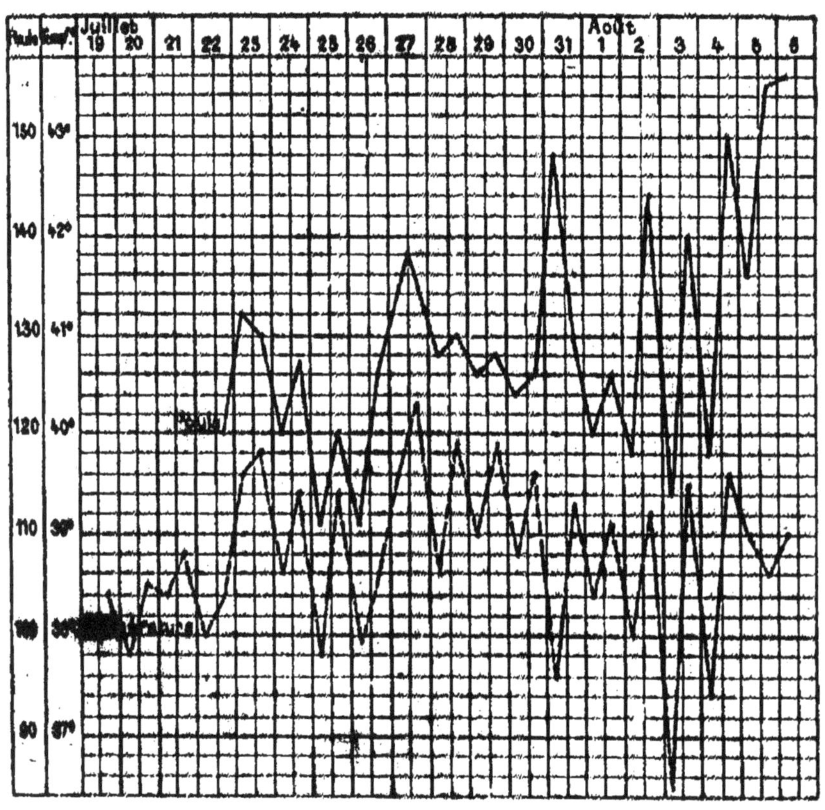

FIG. 4

Tracé de la température et du pouls pendant la pneumonie septique consécutive à l'ablation d'un cancer de la mâchoire inférieure et de la bouche.

Obs. XIV. — Le nommé Lafontaine, Jean, âgé de 45 ans, journalier, entre le 5 mai 1880, salle Broca, lit n° 41.

Ce malade n'a aucun antécédent héréditaire.

Il y a quatre ou cinq ans, il lui était venu, sur la lèvre inférieure, près de la commissure gauche, une excoriation fissurique, grisâtre, à bords taillés à pic. A cette époque, ne sentant qu'une vive démangeaison, il n'attacha aucune importance à cette fissure, qu'il considérait comme un bouton de fièvre. Il continuait à fumer sa pipe, malgré l'irritation que le tuyau de la pipe lui causait et la souffrance qu'il endurait.

Cet état dura un an. La plaie était tantôt sanguinolente, tantôt recouverte de croûtes. Le malade se fit alors opérer. On lui enleva à peu près la grosseur d'une noisette des téguments de la lèvre. La cicatrisation s'opéra très bien.

Au mois de janvier dernier, il survint à la joue gauche, au niveau de la partie moyenne du maxillaire inférieur, une grosseur du volume d'une noisette, très douloureuse. Petit à petit cette grosseur augmenta et, au bout de trois mois, elle égalait le volume d'un petit œuf. Les douleurs étaient devenues très vives. Le malade appliqua des cataplasmes. N'éprouvant aucune amélioration, il alla trouver un médecin, qui lui donna un coup de bistouri. Un peu de liquide clair jaunâtre et du sang s'écoulèrent par l'incision. La douleur se calma un peu ; mais le mal gagna dès lors en largeur et en profondeur, et s'ulcéra.

Le 5 mai dernier, Lafontaine se décida à entrer à l'hôpital.

La plaie occupe la partie inférieure de la joue, sur une étendue de six à sept centimètres, au niveau de la branche horizontale du maxillaire inférieur, à sa partie moyenne. Elle est rouge, bourgeonnante, cratériforme, sécrétant une sérosité jaunâtre d'odeur infecte. Un bourrelet dur, violacé, entoure ses bords taillés à pic.

Opération le 16 mai. Incisions avec le bistouri pour circonscrire les tissus indurés. Dissection de la tumeur avec le thermocautère. Comme la tumeur adhère à l'os, résection de la portion moyenne de la branche horizontale du maxillaire inférieur dans l'étendue de six à sept centimètres. Grattage avec des curettes tranchantes de plusieurs points suspects. Excision de la glande sous maxillaire et de plusieurs petits ganglions.

Ligatures des artères, qui donnent, avec des fils de catgut.

Réunion avec des crins de Florence. Drainage. Pansement de Lister.

Le 17, la température est à 38·2. L'état général est assez bon. Le malade est très gêné pour avaler. Odeur fétide de la bouche qui est soigneusement irriguée avec une solution phéniquée. Gargarismes alcoolisés toutes les heures et toutes les demi-heures.

Le 19, l'état s'est bien amélioré. Le malade déglutit plus facilement. Il n'a pas encore d'appétit ; mais il avale très suffisamment pour se nourrir.

Un drain est ôté. Il y a un peu d'œdème de la lèvre inférieure et des téguments circonvoisins.

Le 20, l'état général est très bon. On enlève plusieurs fils de la suture.

Chaque jour on fait un pansement iodoformé.

Le 29, petit abcès au cou, au niveau du bord inférieur de l'incision. Ouverture de l'abcès qui communique avec la bouche. Drainage. Irrigations phéniquées.

Le 30, un nœud de ligature au catgut est retiré de la plaie faite pour l'ouverture de l'abcès.

Le 8 juin, l'état général est très bon. La cicatrisation est presque complète ; les pansements à l'iodoforme ne sont appliqués que tous les deux jours.

Le 20 juin, l'état est parfait. Le malade se nourrit très bien avec des aliments liquides ou mous, car il ne peut encore mâcher des substances un peu dures.

Le 5 juillet, guérison.

Cette guérison ne peut malheureusement être considérée que comme un succès opératoire, car les tissus de la joue sont indurés et violacés. Un point de la cicatrice tend à s'ulcérer. Le cancer est en voie de récidive.

Obs. XV. — Schœnberg, 18 ans, employé de commerce, entre, le 9 décembre 1885, dans le service de M. Polaillon, salle Broca, no 32.

Ce jeune malade n'est pas affecté de cancer. Mais il a subi une perte complète de la joue gauche à la suite d'une gangrène de cette région pendant une fièvre typhoïde. Les arcades dentaires supérieure et inférieure sont à nu. Une large bride de tissu cicatriciel insérée, d'une part, sur le maxillaire supérieur et, d'une autre part, sur le maxillaire inférieur près de son angle, produit un resserrement des mâchoires tel qu'elles ne peuvent pas s'écarter dans l'étendue d'un millimètre.

Après plusieurs opérations autoplastiques pour restaurer la joue, le 25 février 1886, M. Polaillon réséque toute la portion du maxillaire inférieur qui est adhérente à la cicatrice. Suture des lambeaux. Guérison.

(Cette observation sera communiquée plus tard en détail.)

D *Opérations de cancers comprenant la langue et le plancher de la bouche sans résection du maxillaire inférieur.*

5 opérés : 4 guéris ; 1 mort.

Obs. XVI. — Dubreuil (Joseph), 61 ans, entre le 14 janvier 1881,

pour un carcinôme de la moitié droite do la langue et du plancher
de la bouche.

Le 19 janvier, ablation des deux tiers de la langue et du
plancher de la bouche avec les anses du serre-nœud galvanique,
dont les fils passent par une incision sous-maxillaire. Suture de
'incision. Pansement de Lister.

Le 25 janvier, hémorrhagie dans la bouche. La suture sous-
maxillaire est défaite par l'interne de garde. Les points qui donnent
sont cautérisés avec le thermocautère, et une pince à forcipressure
est placée sur une artère qui est probablement la linguale.

Depuis ce moment, le malade a de la fièvre. Le 2 février, il a
un grand frisson. La plaie prend un mauvais aspect, malgré les
pansements antiseptiques. Le maxillaire inférieur se dénude. Infection purulente. Mort.

Obs. XVII. — Dupard (Pierre), âgé de 47 ans, est entré à la
Pitié, en 1884, pour un cancer de la langue et du plancher de la
bouche.

Le 11 octobre, chloroformisation. Ablation de la langue et des
parties malades du plancher de la bouche avec les anses du serre-
nœud galvanique.

Revu le 14 mai 1886, cet opéré a une adhérence de ce qui lui
reste de la langue avec le plancher de la bouche ; de là une grande
gêne pour parler et pour mâcher. Il porte un ganglion dur en
arrière de l'angle de la mâchoire à droite. Mais, en somme, aucune induration des tissus et pas de récidive apparente.

Obs. XVIII. — Crespin (Pierre), cordonnier, âgé de 50 ans, entre,
le 4 août 1885, pour un épithélioma ulcéré du plancher de la bouche.
Il porte en même temps un épithélioma non ulcéré de la peau dans
la région du sternum.

Le 6 août, chloroformisation. Incision sus-hyoïdienne à droite
pour le passage des fils du serre-nœud galvanique. Ablation de
toutes les parties malades, complétée avec le thermocautère. Suture. Drain. Pansement de Lister.

Guérison par suppuration. La langue, qui a été respectée dans
presque toute son étendue, adhère au plancher de la bouche et
gêne la mastication.

Revu au bout de quatre mois, aucune récidive.

Obs. XIX. — Pono, 62 ans, journalier, entre, le 10 avril 1886,
pour un épithélioma ulcéré de la lèvre inférieure, de la commis-

sure et de la joue gauches. Les ganglions sous-maxillaires sont
dégénérés. Le bord inférieur du maxillaire est enchâssé dans la
production morbide. Perte continuelle de la salive par l'ulcération
de la commissure. Néanmoins, la langue est indemne ; l'état général est bon. Il n'y a pas d'athérome artériel.

Cet homme avait été opéré, il y a trois ans, d'un cancroïde de la
lèvre inférieure.

Son état actuel était tellement repoussant que nous nous déci-
dâmes à lui faire une nouvelle opération, ne fût-elle que palliative.

Le 29 avril, chloroformisation. Incision verticale sur la partie
médiane de la lèvre inférieure. Incision sur la lèvre supérieure, en
dedans de la commissure, remontant sur la joue et venant gagner
l'angle de la mâchoire en circonscrivant en haut les parties malades.
Abaissement de cette portion dégénérée de la joue, qui est détachée
de la face externe et du bord inférieur du maxillaire inférieur.
Ablation des ganglions sous-maxillaires dégénérés et incision dans
la région sus-hyoïdienne pour enlever la moitié gauche de la lèvre
inférieure et la portion de joue malade. Enfin, dissection d'un lambeau au cou pour restaurer la joue et reconstituer la bouche. Suture. Drain. Pansement de Lister.

Réunion immédiate et guérison rapide.

L'opération a atteint son but, en ce sens que la restauration de
la bouche est bien complète et que les aliments et la salive ne
s'échappent plus involontairement. Mais au moment de la sortie,
qui a lieu le 2 juillet, le cancer commence à récidiver.

Obs. XX. — Klér... (Edmond), architecte, âgé de 50 ans, entre
le 14 mai 1886, salle Broca, n° 1.

Il a de mauvaises dents et fume beaucoup.

Il y a trois mois, une petite ulcération de la langue se montre au
niveau d'une incisive supérieure droite, qui était ébréchée. Cette
ulcération s'étend peu à peu. On la cautérise. Puis on lui conseille des gargarismes avec une solution de chlorate de potasse.

Actuellement, toute la moitié droite de la langue est envahie
jusqu'au V lingual par une induration cancéreuse. Le plancher de
la bouche participe à la maladie, et un ou plusieurs ganglions
forment une masse volumineuse dans la région sus-hyoïdienne.

L'état général est assez bon.

Le 22 mai, chloroformisation. Incision légèrement courbe, depuis la symphyse du menton jusqu'à l'os hyoïde du côté droit.
Décollement de la peau dans la région sus-hyoïdienne. Dissection
de la tumeur avec le thermocautère. Application de trois anses du

serre-nœud galvanique, autour de la base de la langue et, de chaque côté, sur le plancher de la bouche. Ablation par ce procédé de la langue et du plancher buccal.

Suture. Drainage. Pansement de Lister.

L'incision suppure. Pansement à l'iodoforme.

Le 6 juillet, Klér... quitte la Pitié. La plaie sus-hyoïdienne n'est pas encore complètement cicatrisée. Ayant perdu sa langue, il ne peut plus parler. Mais il avale facilement et s'alimente convenablement.

Paris. — Imprimerie Ed. Rousset et Cie, 7, rue Rochechouart.